88 Preguntas y Respuestas sobre de la Dieta Cetogénica

Todas las respuestas a las dudas más comunes, explicadas fácilmente.

Por: Kaitlinn Oliver

88 Preguntas y Respuestas sobre de la Dieta Cetogénica

Todas las respuestas a las dudas más comunes, explicadas fácilmente.

Producción: Didi Ediciones.

Diseño y Producción: Didi Ediciones.

Copyright 2021, Kaitlinn Oliver

Primera Edición: Marzo, 2021 (Edición en Español).

Descargo de responsabilidad

transmitirse por correo electrónico sin permiso por escrito del editor. Si bien se han hecho todos los intentos para verificar la información provista en esta publicación, ni el autor ni el editor asumen ninguna responsabilidad por errores, omisiones o interpretaciones contrarias del tema en este documento. Este libro es solo para fines de entretenimiento. Las opiniones expresadas son solo del autor, y no deben tomarse como instrucción o comando experto. El lector es responsable de sus propias acciones. El cumplimiento de todas las leyes y regulaciones aplicables, incluidas las licencias profesionales, prácticas comerciales, publicidad y todos los demás aspectos de hacer negocios en los EE. UU., Canadá o cualquier otra jurisdicción que gobierne internacional, federal, estatal y local es responsabilidad exclusiva del comprador o lector. Ni el autor ni el editor asumen responsabilidad alguna por parte del comprador o lector de estos materiales. Cualquier desacuerdo percibido de cualquier individuo u organización es puramente involuntario.

TABLA DE CONTENIDOS

A quien va dirigido este libro.. 9

Introducción 10

1. ¿Qué es la Dieta Cetogénica? 12

2. ¿Es la Dieta Cetogénica o Dieta Keto saludable? 12

3. ¿Cómo funciona la Dieta Keto o Cetogénica? 13

4. ¿Es la Dieta Keto o Dieta Cetogénica segura, y cómo funciona? 13

5. ¿Si soy vegano o vegana, puedo seguir una Dieta Cetogénica? 13

6. ¿Cuantos carbohidratos es recomendable consumir en una dieta Cetogénica?... 14

7. ¿Qué frutas está permitido comer en la dieta Cetogénica? ... 14

8. ¿Qué puedo tomar en una dieta Cetogénica?......................... 15

9. ¿Está permitido ingerir snacks como yogur, avena, palomitas de maíz en la Dieta Cetogénica?.. 15

10. ¿Cuánto tiempo se debe hacer la dieta Cetogénica? 16

11. ¿Cuánto peso puede perder en este tipo de dieta?............. 17

12. ¿Está permitido ingerir alcohol en la dieta Cetogénica? ... 18

13. ¿Existe alguna diferencia entre la Dieta Cetogénica y la Dieta Low Carb?.. 18

14. ¿Cómo saber qué cantidad de carbohidratos consumo?... 19

15. ¿Qué debo consumir en una dieta Cetogénica?................. 19

16. ¿Puedo ingerir frutas en la dieta Cetogénica? 20

17. ¿Se puede consumir lácteos en la dieta Cetogénica? 20

18. ¿La cetosis es mala? 20

19. ¿Puedo consumir Pan en la dieta Cetogénica? 21

20. ¿Qué es y cómo funciona la dieta Cetogénica?................. 22

21.   ¿Qué alimentos debo evitar si sigo una dieta Cetogénica? 22

22.   ¿Cuánto tiempo debo permanecer en la dieta Cetogénica si quiero perder peso? 23

23.   ¿Necesito consumir suplementos durante la dieta Cetogénica o algún producto Cetogénica? 23

24.   ¿Cómo afectará la dieta Cetogénica a sus niveles de colesterol? 24

25.   ¿Se puede controlar el apetito con la dieta Cetogénica? ... 25

26.   ¿Qué cantidad de proteína se debe consumir en una dieta Cetogénica? 25

27.   ¿Por qué a la dieta Cetogénica le llaman así? 26

28.   ¿La dieta Cetogénica puede producir cálculos renales? 26

29.   ¿Que es "cetosis"? 27

30.   ¿Es posible que mi periodo menstrual se pueda ver afectado por la dieta Cetogénica? 27

31.   ¿Cómo entrar en Cetosis de manera rápida? 28

32.   ¿Me causará esta dieta la gripe Cetogénica? 29

33.   ¿Cómo saber que estoy en Cetosis? 29

34.   ¿Puede revertir la diabetes tipo 2 la Dieta Cetogénica? 30

35.   ¿Cuánto tiempo se tarda una persona en entrar en Cetosis? 31

36.   ¿Qué cantidad de peso puede perder una persona siguiendo la dieta Cetogénica? 31

37.   ¿Cuantos carbohidratos debo consumir y mantenerme en cetosis? 31

38.   ¿Cuánto tiempo puede tardarse mi cuerpo en adaptarse a la Dieta Cetogénica? 32

39.   ¿Puede mi cuerpo estar en cetosis y aún así no perder peso? 32

40.   ¿Qué me puede sacar de la cetosis? ¿Cómo recuperarse rápidamente? 32

41.	¿Por qué no logro entrar en Cetosis?.................. 33

42.	¿Si mis niveles de cetonas son más altos, más rápido pierdo peso?	34

43.	¿La dieta Cetogénica puede poner en riesgo mi salud? 34

44.	¿En la dieta Cetogénica debo contar las calorías?............. 34

45.	¿Si estoy embarazada, puedo hacer la dieta Cetogénica? . 35

46.	¿Es posible subir de peso durante la dieta Cetogénica?.... 36

47.	¿Qué personas no deberían hacer una dieta Cetogénica?.. 36

48.	¿Pueden los diabéticos llevar una dieta Cetogénica?........ 37

49.	¿La dieta Cetogénica la puede hacer una persona con colesterol alto?.. 38

50.	¿Si una persona padece de hígado graso puede hacer la Dieta Cetogénica?... 38

51.	¿La dieta Cetogénica me ocasionará cansancio o falta de energía?.. 39

52.	¿Mejorara mi rendimiento mental con la Dieta Cetogénica? 39

53.	¿Puede una dieta Cetogénica aumentar la masa muscular? 39

54.	¿La dieta Cetogénica tiene efectos secundarios? 40

55.	¿Qué es la gripe cetogénica? 41

56.	¿Cómo liberarse del aliento cetogénico?.................... 41

57.	¿Tengo que hacer ejercicio mientras hago la dieta cetogénica? 42

58.	¿Cómo dejar la dieta cetogénica sin recuperar el peso anterior?... 42

59.	¿Qué es la cetosis?.................................... 43

60.	¿Que son las Macro y como las debo contar? 43

61.	¿Es la dieta cetogénica segura? 43

62.	¿Cómo saber cuándo estoy en cetosis? 44

63. ¿La dieta cetogénica es segura para los riñones? 44

64. ¿Es segura la cetosis para los diabéticos? 44

65. ¿La dieta cetogénica y la dieta Low Carb o baja en carbohidratos son la misma dieta, existe alguna diferencia? 45

66. ¿Qué puedo beber con una dieta cetogénica? 46

67. ¿Cuantos carbohidratos puedo comer y asegurar seguir en cetosis? 46

68. ¿Es la dieta cetogénica segura para el colesterol alto? 47

69. ¿Cuánto tiempo puedo tardar para entrar en cetosis? 47

70. ¿Qué vitaminas puedo tomar en la dieta cetogénica? 47

71. ¿Se pueden comer frutas con una dieta cetogénica? 48

72. ¿Debo hacer ejercicio mientras sigo la dieta cetogénica? . 48

73. ¿Por cuánto tiempo se debe permanecer en una dieta cetogénica? 49

74. ¿Si soy vegana o vegetariana puedo hacer una dieta cetogénica? 49

75. ¿Es posible pasar hambre durante la Dieta Cetogénica?... 50

76. ¿Si estoy en Cetosis, en qué nivel debería tener la sangre las cetonas? 51

77. ¿Cuáles son los alimentos para comer en una dieta cetogénica? 51

78. ¿Puedo consumir lácteos en la dieta cetogénica?.............. 52

79. ¿Puedo desarrollar musculatura en la dieta cetogénica? ... 53

80. ¿Por qué no estoy en cetosis? 56

81. ¿Debo tener altos niveles de cetonas para acelerar la pérdida de peso? 57

82. ¿A qué hora del día deberías medir los niveles de cetonas? 58

83. ¿Es esta dieta segura durante el embarazo? 59

84. ¿Aceite MCT, que es? 60

85.	¿El aceite MCT y el aceite de coco son lo mismo?........... 60

86.	¿Cuál es la diferencia principal entre el aceite de coco y el aceite MCT? 60

87.	¿Es costosa la compra de alimentos para hacer la dieta cetogénica? 61

88.	¿Qué son las macros y cómo las cuento? 61

Recetas 63

Omelette Cetogénico de Queso Cheddar 64

Milkshake de chocolate.. 65

Pollo con espinacas 66

Pizza de Zucchini o Calabacín 68

Muffins de sartén 69

Helado de Vainilla con Fresas y Vodka................................ 70

Galletas Keto de Chips de Chocolate................................... 71

Pollo frito Cetogénico tipo KFC 73

Lasaña o pasticho de berenjena.. 75

Salmón en salsa picante de chile y limón 78

Smoothie de arándanos cetogénico 80

Leche condensada Cetogénica 81

Salsa de tomate Kétchup.. 82

CONCLUSIÓN.. 84

Otros Libros de la Autora 85

Quien es Kaitlinn Oliver 86

A quien va dirigido este libro

Este libro va dirigido a:

1. personas que piensan seguir un protocolo de alimentación tipo cetogénico (Keto).
2. personas que están siguiendo un protocolo de alimentación tipo cetogénico (Keto).
3. Personas que quieren bajan de peso.
4. Personas que quieren seguir una dieta que los haga sentirse bien y bajar de peso.
5. Personas a dieta.
6. Deportistas.
7. Personas con regímenes alimenticios sin gluten, sin azúcar.

Así que si estas en un momento de transición en tu vida, a un estilo de vida saludable, este libro es para ti.

Introducción

Hola, te saluda Kaitlinn Oliver y te quiero dar las gracias por descargar este libro.

En este libro encontrarás todas las preguntas que yo me hice cuando entré en el maravilloso mundo de la Dieta Cetogénica y logré adelgazar unos 20 kilos que tenía luego de mi embarazo.

La dieta cetogénica es una dieta fantástica para adelgazar, sin embargo tiene algunas complejidades que se dan por la falta de conocimiento y asesoría, también porque nos metemos en este mundo sin una orientación médica.

La Dieta Cetogénica es una dieta que hay que llevarla con una planificación previa, primero, debemos llenarnos de conocimientos para poder hacerla bien y lograr los objetivos que queremos, y sobre todo, es imperante contar con la asesoría de un experto para no poner en riesgo nuestra salud.

Si te llenas de conocimientos, y te asesoras bien, te aseguro que lograrás los objetivos planteados.

En mi caso, leí muchísimo, luego me hice ciertas evaluaciones con un médico especialista que me indicó lo que debía y lo que no debía hacer. Que elementos ponían en riesgo mi salud y los que no, así que planifique mi menú diario y hacia evaluaciones periódicas para medir mi progreso.

Así fué que logré perder esos 20 kilos de más que tenía mi cuerpo, y sobre todo, logré recuperar mi salud y sentirme bien.

A lo largo de todo este viaje me hice muchas preguntas las que fuí respondiendo poco a poco, sobre todo con la ayuda de mi médico y esas preguntas las reuní en este pequeño libro. Además, te incluyo algunas recetas más saludables de alimentos que te aseguro ingerías antes de hacer esta dieta, tales como, leche condensada, helados, panes, salsa de tomate, galletas etc.

Espero lo disfrutes y te permita responder todas esa inquietudes que vives día a día durante la dieta cetogénica.

Y no olvides, antes de empezar cualquier dieta, debes orientarte y evaluarte con un profesional en el área para que no arriesgues tu salud. Adelante, ¡todo es posible!

Gracias por leerme.

1. ¿Qué es la Dieta Cetogénica?

Es una dieta baja en el consumo de carbohidratos, proteína moderada y alto consumo de grasas saludables, que te puede llevar a quemar grasa de manera saludable a través de un proceso llamado cetosis.

2. ¿Es la Dieta Cetogénica o Dieta Keto saludable?

Para estar saludable no es necesario seguir una Dieta Keto o Dieta Cetogénica. Sin embargo, en los años 20 y 30 se descubrió que era la dieta ideal para personas que sufrían de Epilepsias y/o convulsiones y se ha estado utilizando hasta ahora con mucho éxito. Para este tipo de personas este tipo de dieta si es necesaria para mantenerse saludables. Actualmente esta dieta se ha puesto de moda y muchas personas incluyendo celebridades han estado utilizando este tipo de dieta para perder peso con mucho éxito. ¿Es la dieta Cetogénica saludable? Si está guiada por un profesional certificado, sí, porque éste te puede guiar durante todo el proceso chequeando tus niveles sanguíneos, prescribiéndote suplementos necesarios para que tu cuerpo no pierda ningún nutriente y entre en algún caos metabólico. Pero si la estas siguiendo porque una amiga la hizo y adelgazó o porque es la moda, entonces no lo es. Es muy recomendable ir de la mano de un profesional de la salud para ir más seguros.

3. ¿Cómo funciona la Dieta Keto o Cetogénica?

La dieta Cetogénica o el plan de dieta Cetogénica es un plan de dieta que le permite consumir hasta 20 gramos de carbohidratos por día para causar cetosis.

Así, su cuerpo se ve obligado a convertir la grasa en glucosa para alimentar sus músculos. Todo este proceso producirá mucho gasto energético, obligando a tu cuerpo a buscar más energía en la "reserva" (el exceso de peso del que quieres deshacerte), reduciendo así el peso.

4. ¿Es la Dieta Keto o Dieta Cetogénica segura, y cómo funciona?

Si es segura si estás acompañada de un médico o especialista que pueda controlar todo el proceso. De lo contrario podría perjudicar tu salud por la restricción en el consumo de ciertos alimentos.

5. ¿Si soy vegano o vegana, puedo seguir una Dieta Cetogénica?

Una persona vegana si puede seguir una dieta Cetogénica, pero debe planificar antes todo su esquema de alimentación.

Los veganos y vegetarianos deben incluir muchos alimentos de origen vegetal que les provean las proteínas necesarias para llevar este tipo de dietas, tales como: nueces, semillas, proteínas veganas en polvo, tempeh, tofu.

Sin embargo, algunos alimentos ricos en proteínas vegetales pueden tener de 2 gramos a 10 gramos de carbohidratos y hay que vigilar de cerca que no se ingieran más de 50 gramos diarios de carbohidratos en esta dieta, claro está, estos productos también contienen mucha fibra dietética (llamados carbohidratos de baja digestibilidad) y tienen efectos muy bajos en los niveles de glucosa.

6. ¿Cuantos carbohidratos es recomendable consumir en una dieta Cetogénica?

Se consumen aproximadamente de 20 a 50 g por día. Estos datos son aproximados ya que es diferente en cada persona. Recuerda que este tipo de dieta debe estar acompañada de la asesoría de un profesional de la salud que vaya monitoreando todo el proceso y sea quien te de las indicaciones a seguir.

7. ¿Qué frutas está permitido comer en la dieta Cetogénica?

En la dieta Cetogénica el azúcar de la fruta generalmente contiene muchos carbohidratos como para tomarla en cuenta en la dieta Cetogénica, sin embargo, puede consumir en pequeñas cantidades las que sean bajas en carbohidratos como las bayas, tales como:

- **Aguacate**: 3 g de carbohidratos netos por 1 taza, cortados en cubos
- **Fresas** : 2 g de carbohidratos netos por ¼ de taza de rebanadas
- **Frambuesas**: 3 g de carbohidratos netos por ½ taza
- **Moras**: 3 g de carbohidratos netos por ½ taza
- **Arándanos**: 4 g de carbohidratos netos por ¼ de taza
- **Coco**: 2.5 g de carbohidratos netos por ½ taza, rallado, crudo (sin endulzar)

Recuerde que la fibra no se cuenta, aquí estamos representando carbohidratos netos sin la fibra.

8. ¿Qué puedo tomar en una dieta Cetogénica?

Recomendamos tomar mucha agua, es la mejor bebida que existe, sin embargo puedes tomar café, infusiones, te y sin endulzantes artificiales.

Recuerda que debes tomar en cuenta siempre la cantidad de carbohidratos que tiene cada alimento antes de ser ingerido.

9. ¿Está permitido ingerir snacks como yogur, avena, palomitas de maíz en la Dieta Cetogénica?

Lamentablemente no, ya que estos bocadillos son ricos en carbohidratos y muy bajos en grasas por lo tanto no le llenará. En cuanto al yogur depende de qué tipo y tiene que ser compatible con Keto.

En este caso es preferible consumir:

- Almendras = 1oz (3 g carbohidratos netos)
- Semillas de girasol = 1/4 taza (3g de carbohidratos netos)
- Brócoli
- Carne seca
- Pepinos

10. ¿Cuánto tiempo se debe hacer la dieta Cetogénica?

Depende. No hay un mismo tiempo para todo el mundo, aquí hay que tomar en cuenta la individualidad de cada persona. Hay 4 factores que debes evaluar, como los siguientes:

¿Es tu primera vez en ésta dieta? Debes darte tiempo para ver si te funciona, como te sientes etc., vas probando cada semana, tu cuerpo te irá diciendo. Pudieras darte 1 mes de prueba a ver cómo reacciona tu organismo.

¿Tienes alguna enfermedad? En este caso debes consultar a tu médico especialista y llevar controles periódicos de los resultados en tu cuerpo.

Depende de tus objetivos, si tu objetivo es perder grasa porque en 3 meses te casas puedes hacerla, si quieres es perder grasa y ganar músculo, también puedes probar a ver cómo te va y cómo te sientes.

Otro factor es si en tu país o región consigues los alimentos necesarios y están a tu alcance económico, si vives en un país donde es complejo conseguir los alimentos exactos y adecuados, no hagas este tipo de dieta porque te vas a sentir muy frustrado.

Esta dieta tiene ciertas características especiales y debe llevarse de manera controlada para que funcione.

Como te dije al principio, depende de la individualidad de cada quien.

Recuerda siempre ir de la mano de un especialista en nutrición y en este tipo de dietas para que no arriesgues tu salud.

## 11.	¿Cuánto peso puede perder en este tipo de dieta?

Depende de tu peso actual. Aquellas personas con exceso de peso muy notable, perderán más peso que aquellas personas que tengan un menor sobrepeso.

Se ha comprobado que en su mayoría la personas pierden de 1 kg a 4kg de grasa corporal por semana (esto equivale de 2 a 8 libras).

Debes tomar en cuenta que a medida de que te acerques a tu peso corporal normal perderás menos peso y combinar esta dieta con ejercicios para que puedas moldearlo y así evitar la flacidez.

## 12.	¿Está permitido ingerir alcohol en la dieta Cetogénica?

Si puedes beberlo, pero en cantidades limitadas, además, el día en que lo vaya a consumir habrá que hacer ciertos ajustes de sus carbohidratos que provienen de otras fuentes.

Las mejores opciones son licores que no sean mezclados y vinos.

Te dejo esta tabla:

Vino Blanco = 5 oz (4g de carbohidratos) 1 porción

Vino Tinto = 5oz (4g de carbohidratos) 1 porción

Licores: vodka, whisky, ron, ginebra 1.5 oz = 0g de carbohidratos (1 porción)

Cerveza light = 12 oz (6g de carbohidratos) 1/2 porción

## 13.	¿Existe alguna diferencia entre la Dieta Cetogénica y la Dieta Low Carb?

En la dieta cetogénica el control de ingesta de los carbohidratos es más estricto (para lograr la cetosis más rápido) que en la dieta Low Carb donde la ingesta de carbohidratos es menos controlada.

14. ¿Cómo saber qué cantidad de carbohidratos consumo?

Puedes descargar en tu celular cualquiera de las siguientes aplicaciones:

- MyFitnessPal
- Carb Manager
- Lifesum Health App
- MyNetDiary

Puedes introducir el alimento que vas a ingerir y la aplicación te informará que cantidad de carbohidratos, grasas y proteínas tienen cada alimento.

15. ¿Qué debo consumir en una dieta Cetogénica?

Para conseguir llegar a la Cetosis lo más determinante es consumir hasta 20 gramos por día de carbohidratos, así que los alimentos que selecciones deben ser bien planificados y escogidos previamente.

Consumir alimentos de bajo contenido de carbohidratos es lo más importante en esta dieta y que sean de buena calidad.

Sé que los alimentos muy procesados pueden llamarte mucho la atención, pero en la dieta Cetogénica no están permitidos, además que su consumo podrían comprometer tu salud

16.   ¿Puedo ingerir frutas en la dieta Cetogénica?

Todas las frutas son muy saludables para el organismo, sin embargo las frutas poseen muchos carbohidratos y eso podría afectarte si sigues la dieta Cetogénica.

Lo más recomendable es consumir las frutas del tipo Bayas tales como: fresas, frambuesas, arándanos ya que cada una tiene aproximadamente entre 4 y 6 gr de carbohidratos por cada 100 gramos.

17.   ¿Se puede consumir lácteos en la dieta Cetogénica?

Si puedes consumirlos mientras no presentes alergias o alguna intolerancia. Cuando vayas a consumirlos mira las etiquetas ya que algunos productos están cargados de carbohidratos más que de proteínas o grasas.

Escoge aquellos que estén cargados de proteínas y grasas necesario para llegar a la cetosis.

Puedes consumir leche, quesos, cremas, yogur, mantequilla, crema o nata, kéfir. Y recuerda consumirlos enteros, no descremados.

18.   ¿La cetosis es mala?

No, si no se hace a largo plazo. Recuerda que la cetosis es cuando el cuerpo descompone la grasa en pequeños cuerpos cetónicos y los utiliza como energía. Hasta ahora los diferentes estudios que se han hecho han demostrado que no es mala a corto plazo.

19. ¿Puedo consumir Pan en la dieta Cetogénica?

Depende de la cantidad de pan. Recuerda que en esta dieta está limitado el consumo de carbohidratos en exceso. En esta dieta debes consumir menos de 50 gramos de carbohidratos al día. Un trozo de pan pudiera tener 20 gramos de carbohidratos.

Si eres amante del pan existen recetas hechas con harinas sustitutas que te pueden ayudarte a elaborarlo, y así no te perderías la ingesta y disfrute de un humeante y delicioso pan.

También ya existen marcas que los están elaborando y podrías conseguirlos en supermercados o en tiendas especificas donde vendan productos dietéticos.

Aunque prefiero elaborarlo yo misma y tenerlo en mi nevera para cuando lo quiero comer.

Te recomiendo mi libro **Guía Completa del Pan Keto**, *65 recetas para preparar con éxito Pan Cetogénico, para perder peso, quemar grasa y transformar tu cuerpo.*

- **Tapa Blanda**: http://bit.ly/PanKetoTB
- **Formato digital (ebook)**: http://bit.ly/PanKetoeBook

Allí encontrarás recetas de pan tipo Bagel, pan para hamburguesas, pan tipo sándwich, Pan plano para tortillas o burritos. Baguettes, pizzas, Focaccia, roles, etc.

¡Lo disfrutarás!

## 20.	¿Qué es y cómo funciona la dieta Cetogénica?

Es un tipo de Dieta donde el consumo de carbohidratos es bajo y el de grasas es alto.

Consiste en reducir de manera drástica los carbohidratos y sustituirlos con grasas. Reducir la ingesta de carbohidratos pone en estado de cetosis a nuestro cuerpo.

Cuando esto pasa, su cuerpo quema grasa de manera muy eficiente para obtener energía. También puede convertir las grasas en cetonas en el hígado, proporcionando energía para el cerebro.

Una dieta Cetogénica puede provocar una disminución significativa de los niveles de insulina y azúcar en sangre. Esto, junto con el aumento de cetonas, es bueno para la salud.

## 21.	¿Qué alimentos debo evitar si sigo una dieta Cetogénica?

Debes evitar los siguientes alimentos:

- Alimentos con alto contenido de azúcar, como algunas frutas, es mejor elegir bayas tales como: fresas, arándanos etc.
- Alimentos como pastas, pan, arroz, tubérculos ya que tienen muy alto contenido de almidón.
- Sustitutos de leche muy altos en carbohidratos.
- Bebidas gaseosas azucaradas.
- Bebidas alcohólicas como cervezas.

22.   ¿Cuánto tiempo debo permanecer en la dieta Cetogénica si quiero perder peso?

Para perder peso no es recomendable pasar más de 12 semanas en cetosis, debido a la incertidumbre de llevarla a largo plazo y los riesgos que representaría. Cuando las personas dejan la dieta Cetogénica y comienzan a ingerir más carbohidratos tienden a recuperar peso o a recuperar todo el peso que perdieron y hasta más.

23.   ¿Necesito consumir suplementos durante la dieta Cetogénica o algún producto Cetogénica?

La respuesta es No. Cualquier persona puede tener éxito en la dieta Cetogénica sin tener que tomar suplementos. Sin embargo, puedes apoyarte en algunos suplementos que podrían ayudarte a hacer las cosas y lograr ciertos objetivos más rápido. En este caso recuerda que debes buscar la orientación de un profesional de la salud certificado para la prescripción de dichos suplementos.

Aunque no se requieren suplementos, algunos pueden ser útiles. Por ejemplo el aceite MCT. Agregue a las bebidas o al yogur, el aceite MCT puede proporcionar energía y ayudar a aumentar los niveles de cetonas. También el Magnesio puede ser muy útil. Así como los ácidos grasos Omega 3.

24.   ¿Cómo afectará la dieta Cetogénica a sus niveles de colesterol?

A muy pocas personas o casi ninguna les aumenta El colesterol en la sangre cuando siguen una dieta Cetogénica o una dieta baja en carbohidratos, además les baja el colesterol LDL, sin embargo, Se ha encontrado que algunas personas tienen niveles elevados de colesterol LDL y HDL. Este aumento está relacionado con la pérdida de peso, porque perder peso puede aumentar temporalmente el colesterol LDL. Por lo tanto, es importante esperar unas semanas para que el peso se estabilice y luego realizar una prueba para verificar el nivel de colesterol en sangre.

La absorción del colesterol está ligado a los alimentos que se consumen, los ejercicios que se practiquen, a la genética y a otros factores, por eso es que no es sorprendente que a algunas personas que están en una dieta de bajo consumo de carbohidratos tengan cambios en sus niveles de colesterol en la sangre y otras no, por eso resulta todavía incierto saber cuál es la razón exacta.

25. ¿Se puede controlar el apetito con la dieta Cetogénica?

La respuesta es sí, porque la ingesta de grasas saludables y proteínas consumen más tiempo en ser digeridas que los mismos carbohidratos, así que desde la ingesta de tu primer plato tu apetito disminuirá.

Es normal que las personas que han estado en una dieta Cetogénica durante al menos una semana coman solo 2 veces al día. Muchas personas deciden complementar la dieta Cetogénica de ayuno intermitente para perder peso.

Tu cuerpo poco a poco aprenderá a quemar grasa como combustible para tus músculos y tendrás una reserva para cuando tu cuerpo pida de comer. De esta manera perderás peso.

26. ¿Qué cantidad de proteína se debe consumir en una dieta Cetogénica?

Todo depende de la actividad física que hagas. Mientras mayor ejercicio hagas, mas proteínas necesitas.

Puedes usar la siguiente fórmula para guiarte mejor:

Gramos de proteína = tu peso (kg) * [1,2 a 1,7]

Por ejemplo, si pesas 50kg y haces actividad física moderada la formula seria así: 50kg * 1.5 = 75 g de proteína diaria, esa es la cantidad óptima que deberías consumir.

- Si eres sedentaria y pesas 50 kg la formula seria así: 50 kg * 1.2 = 60 gr

- Si eres muy activa y pesas 50 Kg la formula seria: 50 kg * 1.7 = 85 gr

Recuerda que debes beber suficiente agua para evitar los cálculos renales.

27. ¿Por qué a la dieta Cetogénica le llaman así?

Porque en esta dieta nuestro cuerpo para ejecutar sus funciones corporales utiliza la grasa como energía o combustible, la utiliza para dar energía a nuestros músculos, y nuestro cerebro la usa como alimento.

Para que esta grasa se convierta en energía nuestro hígado produce "cetonas" o "ketones" en inglés, de allí proviene su nombre.

28. ¿La dieta Cetogénica puede producir cálculos renales?

Esto puede producirse si está consumiendo mucha carne roja y está bebiendo poca agua. Su cuerpo debe mantenerse hidratado para evitar la producción de cálculos renales.

Si tiene factores de riesgo, como familiares o antecedentes de cálculos, consulte a su médico sobre las precauciones que debe tomar al tomar una dieta Cetogénica.

29.   ¿Que es "cetosis"?

Es un proceso metabólico, donde el cuerpo quema las grasas almacenadas para producir energía, porque no tiene suficiente glucosa, produciendo cetonas.

30.   ¿Es posible que mi periodo menstrual se pueda ver afectado por la dieta Cetogénica?

Es posible que sí, aunque esto no ocurre en todas las mujeres. Recuerda que cada cuerpo es distinto. Sin embargo, una dieta con una ingesta muy baja en carbohidratos por un periodo prolongado puede provocar desequilibrios hormonales que podrían interrumpir el ciclo menstrual de la mujer. Este proceso puede llevar unas 2 semanas mientras su cuerpo se va adaptando a esta nueva forma de producir energía.

Algunas mujeres que están en una dieta cetogénica dicen tener ciclos menstruales irregulares, mientras que otras informan que los ciclos mensuales en una dieta cetogénica desaparecen por completo (lo que se denomina amenorrea).

¿Pero por qué ocurre esto? Esto puede ser el producto de una rápida pérdida de peso. Si alguien reduce demasiadas calorías en su ingesta, habrá irregularidades periódicas. Pero ten en cuenta que, aunque una serie de estudios han comprobado que una dieta cetogénica provoca una rápida pérdida de peso, esto puede suceder con cualquier dieta, no sólo con la dieta cetogénica.

Los periodos menstruales irregulares o ausentes se deben a cambios hormonales. El estrógeno es una de las principales hormonas que actúan en la menstruación, y es responsable de regular el ciclo menstrual. A medida que baja de peso, también bajan los niveles de estrógeno.

Curiosamente, una dieta cetogénica exitosa puede hacer que su ciclo menstrual desaparezca, pero también puede hacer que sus períodos regresen, especialmente las personas obesas que han perdido bastante peso con esta dieta.

31.   ¿Cómo entrar en Cetosis de manera rápida?

A continuación te muestro una lista de factores que podrían ayudarte:

- Limite el consumo de carbohidratos a 20 gramos por día.
- Consume la cantidad de proteínas adecuadas.
- Consume suficiente fibra.
- Eleva la ingesta de grasas saludables.
- Prueba con el ayuno intermitente.
- Incluye aceite de coco en tu dieta.

- Consume 1.5 gramos de proteína por cada kilo de peso corporal.

- Aumenta tu actividad física.

- Duerme lo necesario, el descanso es muy importante.

32.   ¿Me causará esta dieta la gripe Cetogénica?

Cuando su cuerpo quema grasas en vez de carbohidratos se produce una baja de energía, esto hará que su cuerpo se sienta cansado y con síntomas parecidos a la gripe, con poca energía. Este proceso puede llevar unas 2 semanas mientras su cuerpo se va adaptando a esta nueva forma de producir energía.

33.   ¿Cómo saber que estoy en Cetosis?

Podemos saber que estamos en cetosis a través de análisis sanguíneos o a través de muestras de orina. Si no tienes la posibilidad de hacerlo de esta manera aquí te presento algunas señales:

- Mal aliento
- Pérdida de peso
- Mayor energía
- Cansancio a corto plazo
- Usar tiras indicadoras de cetosis en la orina
- Falta de apetito
- Problemas digestivos

- Calambres musculares

- Orinar con más espuma

- Insomnio

- Mayor rendimiento cognitivo

No te sientas mal si no presentas algunas de estas señales, porque tus objetivos es perder peso, si no tienes ninguno de estos síntomas y disminuyes de peso, estas en el camino correcto.

34. ¿Puede revertir la diabetes tipo 2 la Dieta Cetogénica?

La dieta cetogénica no es la única dieta que podría ayudar a controlar la diabetes tipo 2, sin embargo este tipo de dieta pudiera ser ideal para controlar esta enfermedad, pero debe ser acompañada por la supervisión de un médico especialista, ya que pudiera poner en riesgo la salud el disminuir el consumo de carbohidratos de manera drástica, sobre todo si el paciente está usando medicamentos para controlar el azúcar en su sangre o si está usando insulina, esto pudiera reducir drásticamente los niveles de azúcar en la sangre y provocar hipoglicemia que puede desencadenar convulsiones, pérdida del conocimiento etc.

La dieta cetogénica si puede ayudar a controlar la diabetes tipo 2, sobre todo si es guiada por un médico profesional, Pero todavía no hay investigaciones concluyentes que demuestren que se pueda revertir.

35. ¿Cuánto tiempo se tarda una persona en entrar en Cetosis?

Aunque todas las personas somos distintas todo este proceso puede tardar de 2 a 7 días. Generalmente lo logran al cuarto día pero hay otras personas que tardan más de acuerdo a sus condiciones genéticas o a alguna enfermedad o padecimiento.

36. ¿Qué cantidad de peso puede perder una persona siguiendo la dieta Cetogénica?

Si el paciente es obeso, este cambio puede ser significativo y muy obvio por el peso que tiene. En 4 meses un paciente obeso podría perder unas 44 libras de grasa corporal. Las personas que no son obesas y tienen un peso normal pueden perder aproximadamente 4 libras de grasa corporal en aproximadamente 6 semanas.

37. ¿Cuantos carbohidratos debo consumir y mantenerme en cetosis?

Debes consumir 20 gramos de carbohidratos al día sin restar la fibra, ese es el secreto para estar en cetosis permanente.

38. ¿Cuánto tiempo puede tardarse mi cuerpo en adaptarse a la Dieta Cetogénica?

Encontrará la mayoría de los trabajos de investigación y evidencia anecdótica de que la adaptación de cetonas puede durar hasta cuatro semanas. En las primeras semanas de una dieta Cetogénica, cuanto más necesite evitar los carbohidratos, más fácil será adaptarse a las cetonas. También puede acelerarlo realizando cualquier forma de actividad física continua pero no rigurosa o fuerte, lo que obliga a su cuerpo a entrar en el área de almacenamiento de grasa.

39. ¿Puede mi cuerpo estar en cetosis y aún así no perder peso?

Si, estar en cetosis no es sinónimo de pérdida de peso. Tu cuerpo necesita una gran cantidad de energía para convertir la grasa que ingieres en alimento para tu cerebro y para tus músculos.

Si tienes un alto consumo de grasas y hay un excedente, este excedente tu cuerpo lo guardara como reserva y es posible que aumentes algo de peso.

40. ¿Qué me puede sacar de la cetosis? ¿Cómo recuperarse rápidamente?

Salir de la cetosis es fácil. Por lo general, ocurre inmediatamente después de una comida y puede durar hasta varias horas, incluso si contienen una cantidad pequeña o moderada de carbohidratos. Esto es normal y su cuerpo siempre optará por volver a la glucosa si puede.

No recomendamos que use cetoésteres (son cetonas artificiales para ingerir) para provocar la cetosis, ya que no se han probado clínicamente por completo. Sin embargo, algunas cosas pueden ayudar a promover la cetosis. Estos incluyen el ayuno o la ingesta de ciertas grasas que causan cetosis (como MCT).

41.   ¿Por qué no logro entrar en Cetosis?

Hay 2 factores que probablemente están impidiendo que tu cuerpo entre en cetosis:

1. Está consumiendo demasiados carbohidratos
2. Estas consumiendo demasiada proteína

Recuerda que hay dos factores claves que debes tomar en cuenta para entrar en Cetosis:
1. Ingerir hasta 20 gramos de carbohidratos por día
2. Consumir 1.5 gramos de proteínas por peso corporal.

Sin embargo, también puede que te afecte o siguiente:

- No estas incluyendo en tu plan diario alimentos nutritivos e integrales
- Puedes estar consumiendo demasiadas calorías

42. ¿Si mis niveles de cetonas son más altos, más rápido pierdo peso?

Tener los niveles de cetonas más altos no te garantizan que vas a perder más peso, a medida que tu cuerpo se adapta a la dieta Cetogénica es muy normal observar que los niveles de cetonas bajan, esto es consecuencia de que tu cuerpo se está volviendo más eficiente en la utilización de cetonas como combustible.

43. ¿La dieta Cetogénica puede poner en riesgo mi salud?

Hacer de manera correcta la dieta Cetogénica no implica ningún riesgo para la salud, no obstante, es muy conveniente tomar en cuenta si padeces alguna enfermedad importante, siempre debes ir guiado de la mano de una especialista de la salud para poder cambiar la forma de alimentación.

44. ¿En la dieta Cetogénica debo contar las calorías?

No recomendamos contar calorías. Antes que nada, es difícil saber con exactitud cuántas calorías obtiene de un alimento en particular y cómo su cuerpo usará dichas calorías. Definitivamente es mucho más importante escoger alimentos que promuevan la liberación de hormonas supresoras del hambre para ayudarlo a mantenerse lleno y lograr que sea realmente más sencillo llegar a un peso saludable.

45.   ¿Si estoy embarazada, puedo hacer la dieta Cetogénica?

Actualmente no hay estudios preliminares que lo sustenten. En el año 2013 y 2015 se hicieron estudios con ratones embarazados y descubrieron que estos ratones alimentados con una dieta Cetogénica dieron a luz ratones bebés con un corazón más grande y un cerebro más pequeño, además presentaron tener un mayor riesgo de ansiedad y depresión en su vida de adulto. Aun no hay estudios hechos con mujeres embarazadas por no considerarse ético.

Sin embargo, los seres humanos no somos ratones y por ello no podemos afirmar que sería saludable llevar este tipo de dicta durante el embarazo si los estudios solo se han hecho con ratones.

Durante el embarazo la mujer y el bebé necesitan consumir un tipo de alimentación arco iris que incluya todas las frutas, vegetales, proteínas, con todas sus vitaminas y minerales que garanticen una gestación sana y normal.

De todas formas recomendamos siempre consultar con un médico especialista.

46. ¿Es posible subir de peso durante la dieta Cetogénica?

La respuesta es Sí.

La dieta Cetogénica si no se hace de la manera correcta puede llevarte a un aumento de peso, una de las causas es una incorrecta selección de alimentos, sus calorías no serían bien utilizadas por tu cuerpo y se podrían almacenar en forma de grasa provocándote un aumento de peso.

En la dieta Cetogénica debes tener los menús bien planificados con antelación, porque cualquier alteración pudiera alejarte de tu objetivo de perder peso.

47. ¿Qué personas no deberían hacer una dieta Cetogénica?

Para iniciarte en una Dieta Cetogénica primero debes asesorarte con un médico especialista en nutrición, que te indique que exámenes debes hacerte para descartar cualquier condición anormal o sospechosa en tu salud, además si estas tomando algún medicamento importante que sus resultados pudieran verse afectados negativamente.

Esta dieta no es recomendada en personas con Diabetes, enfermedad renal o con cualquier problema en el hígado.

Tampoco si sufres de hipoglucemia o diabetes tipo 1. Si sufres diabetes tipo 2 si pudieras seguirla pero debes asesorarte con un médico especialista.

No es recomendada si estás embarazada o estas amamantando porque aún no existen pruebas definitivas de sus efectos en el desarrollo normal del bebé.

Es posible que tampoco sea recomendada a personas que sufren o hayan sufrido recientemente de trastornos alimentarios.

- Pacientes con TCAs
- Personas con problemas en el páncreas
- Personas con problemas de tiroides
- Enfermedades metabólicas
- Problemas de Riñón
- Problemas de Hígado
- Enfermedades Cardiovasculares
- Diabéticos (debe asesorarse con un médico especialista)
- O cualquier otra condición de salud

48. ¿Pueden los diabéticos llevar una dieta Cetogénica?

Depende de qué tipo de diabetes tenga. En general, Los pacientes que padecen diabetes tipo 2 y tengan sobrepeso pueden beneficiarse de esta dieta, sin embargo, deben consultar con su médico y llevar un control estricto durante el proceso, pero si padeces diabetes tipo 1 es esencial hablar primero con tu médico y controlar cuidadosamente tu salud, estar pendiente al cualquier signo de cetoacidosis. Para cualquier tipo de diabetes es muy importante hablar con tu médico y estar muy pendiente durante todo el proceso porque tal vez debas cambiar algunos medicamentos.

49. ¿La dieta Cetogénica la puede hacer una persona con colesterol alto?

El nivel de colesterol puede aumentar en un pequeño grupo de personas, tal vez, mientras tu cuerpo se ajusta a la dieta es probable que aumente un poco, sin embargo, esos niveles de colesterol normalmente mejoran, por ello hay que estar atentos chequeando constantemente nuestra sangre.

Es determinante chequear los niveles de colesterol antes, durante y después de ejecutar un plan Cetogénico, y el aumento del colesterol malo tiende a desaparecer luego de perder peso.

50. ¿Si una persona padece de hígado graso puede hacer la Dieta Cetogénica?

Una dieta Cetogénica es eficaz si tienes el hígado graso no alcohólico, inclusive puede ayudarte a revertir esa condición, por su puesto debes llevarla de manera estricta y con la ayuda y orientación de un médico, si no lo haces así puede incluso agravar tu enfermedad. No debes excederte de los 20 gramos de consumo de carbohidratos diarios.

51. ¿La dieta Cetogénica me ocasionará cansancio o falta de energía?

Es posible que sí, porque representa un gran cambio para tu cuerpo, nuestro cuerpo pasara por un periodo de adaptación a un tipo de dieta distinta a la habitual y tendrá que encontrar una forma diferente para obtener la energía que necesita. Generalmente estos cambios ocurren los primeros 5 días, luego, se habrá adaptado ya no sufrirás de fatiga o cansancio.

52. ¿Mejorara mi rendimiento mental con la Dieta Cetogénica?

Existen estudios que afirman que muchas personas que llevan a cabo esta dieta tienen mejoras en el cerebro, sobre todo se observan mejoras en cuanto al rendimiento mental, depresión, trastorno bipolar, esquizofrenia.

Obviamente los resultados son variables en cada persona, pero en su mayoría presentan mejoras.

53. ¿Puede una dieta Cetogénica aumentar la masa muscular?

Sí, es posible aumentar la masa muscular mientras estas en la dieta Cetogénica. Si sigues los siguientes pasos podrás desarrollar músculos:

1.- debes consumir suficiente proteína

2.- consumir un excedente de calorías, es decir, consumir más calorías de las que necesitas.

3.- Entrenamiento físico adecuado promoviendo la hipertrofia muscular.

4.- Tomar mucha agua.

54. ¿La dieta Cetogénica tiene efectos secundarios?

Sí, pero son transitorios, te van a durar aproximadamente 1 semana.

Seguir una dieta Cetogénica va a ocasionar cambios metabólicos como los siguientes:

- Mareos
- Calambres
- Palpitaciones
- Dolores de cabeza
- Nauseas
- Sudoración
- Fatiga.
- Mareos
- Mal aliento

55.　¿Qué es la gripe cetogénica?

Son síntomas que aparecen de 2 a 7 días luego de haber empezado una dieta cetogénica, estos síntomas son: dolor de cabeza, cerebro nublado, nauseas, irritabilidad, fatiga etc., estos síntomas son pasajeros y desaparecen solos.

Desconocemos el motivo por el cual ciertas personas no se sienten bien después de este cambio en la alimentación, ¿será por el proceso detox que ocurre en el cuerpo? Será la disminución de carbohidratos? ¿Será por algún cambio en la microbiota intestinal? Estos síntomas no le ocurren a todo el mundo, solo a un pequeño grupo de personas.

56.　¿Cómo liberarse del aliento cetogénico?

Algunas personas presentan un aliento peculiar, propio de la dieta cetogénica por la liberación de cetonas en el aliento. Puedes combatirlo de la siguiente manera:

- Aumenta tu ingesta de agua
- Practica una buena higiene bucal
- Como chicles y mentas sin azúcar, adecuados que no pongan en peligros tu cetosis

57.   ¿Tengo que hacer ejercicio mientras hago la dieta cetogénica?

Esta dieta funciona bien sin ejercicio, sin embargo, como estarás perdiendo peso, es necesario ejercitarse para prevenir que los músculos se pongan flácidos y aprovechar de moldear tu cuerpo, también porque potenciaría la pérdida de peso. Podrías caminar, trotar, hacer yoga, andar en bicicleta. Por su puesto, todo eso apoyado con la guía de un especialista en nutrición y un entrenador especializado.

58.   ¿Cómo dejar la dieta cetogénica sin recuperar el peso anterior?

- Trate de llevar una vida saludable consumiendo productos saludables y no procesados. No debes volver a tus hábitos anteriores porque recuperaras el peso que tanto te costó perder. Te recomiendo hacer lo siguiente:
- Incorpora muy lentamente carbohidratos a tu alimentación, tu cuerpo necesita adaptarse.
- Controla las porciones que ingieres
- No consumas pan tan rápidamente
- Reintroduce alimentos que no consumías antes muy lentamente, para evitar molestias en tu sistema digestivo
- No consumas comida chatarra

● Que tu alimentación sea equilibrada y con productos saludables de calidad.

59.   ¿Qué es la cetosis?

Es un proceso en el cual el cuerpo al no tener suficientes carbohidratos quema grasa para obtener energía. Esta grasa luego se transforma en cetonas en el hígado, e ingresa al torrente sanguíneo y se libera allí.

60.   ¿Que son las Macro y como las debo contar?

La palabra "Macro" significa "macro nutrientes". Los macro nutrientes son los tres nutrientes que más consumes y aportan más energía, estos son: carbohidratos, proteínas, y grasas. Así que, al calcular la macro, está calculando la cantidad de gramos de proteína, carbohidratos o grasa consumidos.

61.   ¿Es la dieta cetogénica segura?

Si es una dieta segura, pero hay que tener presente si padeces de alguna dolencia o enfermedad antes de decidir seguirla, si tomas algún medicamento importante para tu salud o si estás embarazada. Antes de tomar la decisión de seguirla te aconsejo ir donde un médico especialista para que te brinde la orientación más adecuada posible.

62.   ¿Cómo saber cuándo estoy en cetosis?

1. Sabor metálico en la boca o boca seca

2. Mal aliento o con olor afrutado

3. Incremento de la sed y ganas de ir a orinar frecuentes

4. Grandes niveles de energía y disminución del apetito

También puedes medir los niveles de cetonas en sangre a través de un análisis sanguíneo.

1. Analizadores de aliento.

2. A través de tiras para orina

3. Medidores de sangre

63.   ¿La dieta cetogénica es segura para los riñones?

Hay muchas controversias acerca de esto y es simplemente porque asocian la dieta cetogénica con un alto consumo de carnes (proteínas), en la dieta cetogénica el alto consumo debe ser en grasas buenas, no en proteínas. Además si no tienes problemas renales esto no debería preocuparte. Por supuesto debes acudir a un especialista antes de aventurarte a llevar este tipo de dieta u otro tipo de alimentación.

64.   ¿Es segura la cetosis para los diabéticos?

Si tienes diabetes, este tipo de dieta solo debes hacerla bajo estricto tratamiento médico, para hacerla de manera efectiva y segura, porque tal vez debas hacer ajustes a las dosis de las medicinas que tomas actualmente según sea necesario. Como es una dieta de bajo consumo de carbohidratos, esto pudiera generarte una hipoglucemia si no está bien controlada por un médico, y originarte graves problemas de salud.

65. ¿La dieta cetogénica y la dieta Low Carb o baja en carbohidratos son la misma dieta, existe alguna diferencia?

La diferencia principal entre estas 2 tipos de dietas son las cantidades de carbohidratos que una persona consume. En la dieta Low Carb o baja en carbohidratos regularmente se consumen alrededor de 50 y 150 gramos de carbohidratos cada día aproximadamente. Mientras tanto en la Dieta cetogénica, la ingesta cada día de carbohidratos debe ser alrededor de 50 gramos aproximadamente.

Otra diferencia importante es la cantidad de proteínas que se ingieren. Hay que destacar que en la dieta Low Carb o baja en carbohidratos, el consumo de proteínas puede ser alto, pero en una dieta cetogénica, la ingesta de proteínas debe ser muy moderada, aproximadamente el 20% del total de calorías. Ya que la ingesta abundante de proteínas podría detener la cetosis.

De manera similar, en una dieta cetogénica, el consumo o la ingesta de grasas tiende a ser significativamente mayor porque la grasa reemplaza los carbohidratos así como las proteínas que se consumen.

66.   ¿Qué puedo beber con una dieta cetogénica?

En una dieta cetogénica puedes beber:

1. Agua

2. Agua con gas

3. Soda dietética sin cafeína

4. Café y té

5. Productos lácteos bajos en carbohidratos y sin azúcar

6. Bebidas energizantes sin azúcar y bajas en carbohidratos

7. Jugos de vegetales

67.   ¿Cuantos carbohidratos puedo comer y asegurar seguir en cetosis?

Es variable, pero debe estar por debajo o igual a los 20 gramos diarios, pero si haces ejercicios fuertes con regularidad y no eres resistente a la insulina pudieras ingerir hasta 50 gramos diarios.

68. ¿Es la dieta cetogénica segura para el colesterol alto?

Es segura porque disminuyen los triplicados y aumenta el colesterol bueno (HDL).

Pero una minoría de personas les puede aumentar el colesterol malo (LDL). Por lo tanto, esta dieta no pudiera ser buena para todos. Por eso debes hablar con tu médico para que te realice exámenes y así poder determinar el tipo de dieta adecuada para ti.

69. ¿Cuánto tiempo puedo tardar para entrar en cetosis?

Este tiempo varía de persona a persona, aproximadamente toma de 2 a 4 días si se ingieren de 20 a 50 gramos diarios de carbohidratos, pero a algunas personas les puede llevar más tiempo, hasta 1 semana o más en llegar a este estado.

70. ¿Qué vitaminas puedo tomar en la dieta cetogénica?

- Magnesio.

- Aceite MCT.

- Ácidos grasos omega-3

- Vitamina D

- Enzimas digestivas

- Hierros

- Suplementos de electrolitos

- Calcio

## 71.	¿Se pueden comer frutas con una dieta cetogénica?

La frutas aunque sean saludables tienen un nivel elevado en carbohidratos y azúcar, en esta dieta este tipo de frutas deben evitarse.

Es mejor consumir frutas tipo bayas en bajas cantidades, tales como: fresas, moras, frambuesas, este tipo de frutas contienen unos 6 gramos de carbohidratos aproximadamente por cada 100 gramos.

## 72.	¿Debo hacer ejercicio mientras sigo la dieta cetogénica?

No requiere absolutamente ningún ejercicio si te encuentras haciendo la Dieta Cetogénica. De hecho, si planeas un programa de entrenamiento riguroso, es posible que muchos entrenadores personales y nutricionistas no te recomienden que sigas una dieta cetogénica. Esto se debe a lo que sucede cuando el cuerpo comienza a quemar grasa en lugar de azúcar para obtener energía.

Sin embargo, si comienzas a perder mucho peso te recomiendo hacer rutina de ejercicios básicas no rigurosas para evitar la flacidez.

73. ¿Por cuánto tiempo se debe permanecer en una dieta cetogénica?

No hay un límite finito, solo debes ser diligente y educarte e ir acompañada y orientada de un experto para que te puedas mantener en ella sin ningún riesgo.

74. ¿Si soy vegana o vegetariana puedo hacer una dieta cetogénica?

Si eres vegetariano si puede ser funcional, sin embargo, hay que tomar en cuenta si perteneces a los lacto-ovo vegetarianos, lacto-vegetariano ó pescetarianos, porque sería un poco más fácil tener una alimentación más completa.

Esta dieta puede ser funcional si no comes carne, pero también depende de que alimentos siendo vegetariano o vegano comes. Al principio puede ser un poco compleja, pero haciendo una buena planificación de alimentos tomando en cuenta sus nutrientes lo harás posible.

75. ¿Es posible pasar hambre durante la Dieta Cetogénica?

Si sientes que siempre tienes hambre durante la dieta cetogénica debes estar cometiendo los siguientes errores:

1. No estás comiendo alimentos ricos en fibra.

La fibra puede ayudarlo a sentirse lleno, por lo que si quiere estar lleno, una dieta rica en fibra es importante. La ventaja de esto es que es fácil aumentar el contenido de fibra de la comida cetogénica. Por ejemplo, los alimentos como el chucrut son bajos en carbohidratos pero ricos en fibra, por lo que puede agregar más fibra para mantener el estómago lleno mientras mantiene las cetonas en su dieta.

2. No duermes lo suficiente.

Cuando le falta sueño, su cuerpo no puede obtener la cantidad suficiente de una hormona llamada leptina, lo que conduce a un aumento de grelina, que puede desencadenar el hambre. Si desea saber si la falta de sueño le da hambre, intente aumentar el sueño en lugar de culpar a la dieta cetogénica. Si ha descansado y todavía tiene hambre, es posible que deba resolver otro problema.

3. Productos Lácteos de origen vegetal que estas consumiendo

Si consumes leche vegetales, éstas no contienen toda la grasa suficiente para hacerte sentir lleno, necesitas consumir lácteos con toda su grasa.

4. No estas bebiendo suficiente agua

La deshidratación puede hacer que la sed se disfrace de hambre. Ingiere un vaso con agua y evalúa tu hambre después de 15 a 20 minutos, esto te ayudará a revelar lo que tu cuerpo realmente necesita.

5. Resistencia a la Leptina

Es una disfunción hormonal tener resistencia a la leptina, el cuerpo comienza a segregar mucha leptina y produce tolerancia, lo que hace que las células sean resistentes a ella, por lo que el cuerpo siente que necesita combustible y por eso sientes hambre.

Las personas con mucha grasa corporal y las que consumen mucha azúcar en sus dietas son propensas a aumentar el nivel de leptina en el cuerpo.

76.   ¿Si estoy en Cetosis, en qué nivel debería tener la sangre las cetonas?

Generalmente debería ser estar más arriba de 0,5 mmol/l.

77.   ¿Cuáles son los alimentos para comer en una dieta cetogénica?

- Mariscos
- Pescados

- Verduras bajas en carbohidratos

- Queso

- Aguacates

- Carnes y aves de corral

- Huevos

- Aceite de coco

- Yogur griego y requesón

- Mantequilla

- Aceite de oliva

- Caldo de huesos

- Bayas (arándanos, fresas etc.)

- Nueces, semillas

- Café sin azúcar

- Te sin azúcar

- Chocolate oscuro

- Cacao en polvo sin azúcar

78. ¿Puedo consumir lácteos en la dieta cetogénica?

Los productos lácteos pueden ser ingeridos en la dieta cetogénica porque son ricos en nutrientes, no obstante, consumirlos puede depender de tus metas de salud o si presentas alguna intolerancia.

Por ejemplo, aunque en algunos estudios, una mayor ingesta de lácteos se asocia con el riesgo de diabetes y la pérdida de grasa corporal, también se ha descubierto que aumenta los niveles de insulina. Efectivamente, algunas personas han descubierto que reducir los productos lácteos puede ayudarles a perder peso.

También es determinante que evites los alimentos ricas en carbohidratos que en general se consideran "saludables", como la leche desnatada y el yogur desnatado. En cambio, enfócate en estas opciones ricas en grasas, preferiblemente de animales criados de forma natural:

- Queso
- yogur griego o kéfir o Yogur natural (de leche con toda su grasa),
- Crema
- Mantequilla
- Crema agria
- Queso crema

79.   ¿Puedo desarrollar musculatura en la dieta cetogénica?

Si puedes. Para lograr una masa corporal magra saludable, primero debe concentrarse en ingerir alimentos de calidad.

Se refiere a la densidad de los nutrientes y al contenido de vitaminas, proteínas y minerales saludables. Hay demasiada atención a los cálculos de calorías, pero poca atención a los nutrientes.

Para obtener el mejor rendimiento muscular, debes ingerir una cantidad superior de calorías de las que ingieres diariamente de manera habitual.

Desarrollar músculo no depende solamente de las calorías que ingieres cada día sino que también depende de otros factores,

Que incluyen el peso, el estilo de vida, la altura, el sexo y las actividades que realizas diariamente.

Lo primero que debe hacer es determinar sus calorías de mantenimiento es decir, determinar la cantidad o porcentaje de calorías que necesitas consumir todos los días para mantener el mismo peso.

Para hacer esto, pésate al menos 3 veces por semana y use una aplicación de seguimiento de calorías para registrar su ingesta de alimentos durante una semana. Si su peso sigue siendo el mismo, esas son aproximadamente sus calorías de mantenimiento.

Al intentar desarrollar músculo, te recomendamos elevar el consumo de calorías en más del 15% de las calorías de mantenimiento. Por lo tanto, si sus calorías de mantenimiento diarias son 2,000, entonces debe consumir 2,300 calorías al día para desarrollar músculo. Al desarrollar músculos, es mejor ajustar su ingesta de calorías una vez al mes para tener en cuenta los cambios de peso. Además, se recomienda aumentar entre un 0,25% y un 0,5% del peso corporal cada semana para evitar el exceso de grasa.

-Ingesta de proteínas

También la ingesta suficiente de proteínas es esencial para desarrollar músculo.

Esto se debe a que la proteína es la base del músculo, lo que significa que necesita ingerir más proteína de la que le toca descomponer mediante los procesos naturales cuando trata de desarrollar músculo.

Los estudios en su mayoría muestran que de 0,7 a 0,9 gramos de proteína ingerida por libra de peso corporal (1,6 a 2,0 gramos por kilogramo) es ideal para desarrollar musculatura.

-Controle su ingesta de carbohidratos

Tradicionalmente, los carbohidratos constituyen la mayoría de las calorías en una dieta para desarrollar musculatura.

Sin embargo, si está tratando de mantener la cetosis, debe limitar los carbohidratos.

Para lograr y mantener la cetosis, las personas en su mayoría necesitan consumir menos de 50 gramos de carbohidratos al día, aunque este valor puede variar.

-Incrementar la ingesta de grasas

Mantener un control de la ingesta de grasas es esencial para una dieta cetogénica.

Esto se debe a que cuando limita el consumo de carbohidratos y se encuentra en cetosis, su cuerpo depende principalmente de la grasa como combustible.

Después de considerar las proteínas y los carbohidratos, las grasas deben constituir el resto de su dieta.

Las proteínas y los carbohidratos proporcionan 4 calorías por gramo, mientras que la grasa proporciona 9 calorías por gramo. Después de restar sus requerimientos de proteínas y carbohidratos de su requerimiento diario de calorías, divida el número final entre 9 para determinar su requerimiento diario de grasas.

80.   ¿Por qué no estoy en cetosis?

Los factores pueden ser los siguientes:

-No le ha dado suficiente tiempo a la dieta cetogénica.

Tenga en cuenta que algunas personas suelen tardar de 3 a 6 semanas, o incluso más, en hacer que su metabolismo pase de quemar azúcar a quemar grasas.

-Necesita más grasa. O menos carbohidratos. O ambos.

Los macro nutrientes pueden desequilibrarse fácilmente en una dieta cetogénica, especialmente al principio, cuando todavía está aprendiendo a estructurar un plato de comida cetogénico. Debido a que la grasa nos llena fácilmente, se ha descubierto que muchas mujeres pueden comer menos en la dieta cetogénica, lo que también puede afectar la cetosis.

-No está digiriendo y absorbiendo grasas y nutrientes de manera óptima.

Puede que esté comiendo la dieta nutritiva y más colorida del mundo, pero si los nutrientes no se absorben fácilmente en su cuerpo, perderá todos los beneficios. Un buen sistema digestivo es muy útil para el período de transición de la dieta cetogénica (a largo plazo). Especialmente para aquellos que tienen problemas digestivos, tienen un historial de dieta baja en grasas o simplemente quieren tratar de optimizar su dieta cetogénica.

-Se está presionando demasiado para entrar y permanecer en cetosis.

¿Estás estresado por las cetonas? ¿Sientes que te va bien en tu dieta y todavía no puede entrar en cetosis? ¡La presión que ejerces sobre ti mismo puede causar suficiente tensión o stress como para inhibir la cetosis en tu cuerpo!

Así que al menos por ahora, concéntrate en todos los factores positivos que te aporta esta dieta y ya no te concentres en un medidor de cetosis. Tómate un descanso, libérate del estrés y disfruta de cómo comienzas a verte poco a poco y a sentirte mejor.

81.   ¿Debo tener altos niveles de cetonas para acelerar la pérdida de peso?

No necesariamente. Si está perdiendo peso con niveles de cetonas más bajos y se siente bien con su dieta actual, es posible que obtener lecturas de niveles de cetonas más altas no necesariamente marque la diferencia.

De hecho, muchas personas que tienen lecturas de cetonas increíblemente altas tienen problemas para perder peso. Esto casi siempre es el resultado de un consumo excesivo de calorías. Si presentas un estancamiento en tu pérdida de peso, controlar las cetonas en un monitor de sangre puede ayudarte a asegurar de que estás realmente en cetosis.

Las cetonas altas no son el fin de la dieta cetogénica. En cambio, en una dieta cetogénica debemos enfocarnos en:

Deje que su cuerpo aprenda a quemar la grasa corporal almacenada (adaptación a la grasa)
Escuchar cuando nuestro cuerpo tiene hambre / saciedad
Estar atento a cómo te sientes

La dieta cetogénica es otra forma de comer. A medida que pase el tiempo se convertirá en tu estado de nutrición natural y será más fácil mantenerla.

82.   ¿A qué hora del día deberías medir los niveles de cetonas?

Evite realizar la primera prueba por la mañana, después del ejercicio y unas horas después de las comidas.

Recomiendo usarlo antes del almuerzo y la cena, pero si desea realizar pruebas con regularidad, debe encontrar un patrón que se adapte a usted y a su estilo de vida específico.

83.   ¿Es esta dieta segura durante el embarazo?

Las investigaciones de este tipo de dieta durante el embarazo son muy escasas, solo se han hecho estudios en ratones y los resultados no han sido muy alentadores porque se observaron que los bebes ratones presentaban muchos problemas tales como crecimiento lento, corazones y cerebros más pequeños etc.

Este tipo de dieta no es segura durante el embarazo, ya que el objetivo básico de este tipo de dieta es ensenar al cuerpo a usar cetonas en lugar de glucosa y esto resulta negativo en los bebes para su crecimiento y desarrollo.

La glucosa de los carbohidratos es la principal fuente de energía para el desarrollo y crecimiento de los bebés. Una ingesta insuficiente de glucosa puede causar problemas graves. La dieta cetogénica no solo causará retrasos en el desarrollo del bebé, sino que también causará deficiencias nutricionales si no se maneja adecuadamente, lo que puede causar serios problemas a las mujeres embarazadas y sus bebés.

84.   ¿Aceite MCT, que es?

Es un suplemento elaborado a partir de una grasa llamada triglicéridos de cadena media. Estos son obtenidos a partir de la semilla de palma o a partir del aceite de coco. Representan una fuente de energía de absorción fácil, se utilizan para bajar de peso, controlar el apetito, reducen la inflamación, proporcionan energía extra. Se comercializa como suplementos alimenticios.

85.   ¿El aceite MCT y el aceite de coco son lo mismo?

Es importante saber que el aceite de coco también contiene MCT (especialmente rico en ácido láurico), y también proporciona elementos antibacterianos, antioxidantes y antiinflamatorios.

Asegúrese de comprar siempre aceites orgánicos ideales de alta calidad, donde se pueda ver claramente los ingredientes y como ha sido producido.

86.   ¿Cuál es la diferencia principal entre el aceite de coco y el aceite MCT?

La principal diferencia es que el aceite MCT tiene una concentración más alta y contiene principalmente ácido cáprico y ácido caprílico más que el aceite de coco.

87. ¿Es costosa la compra de alimentos para hacer la dieta cetogénica?

Si es posible hacer una Dieta cetogénica con un presupuesto limitado, haciendo una buena planificación de sus comidas, estructurando el menú mensualmente. También considere una perspectiva a largo plazo. Si sigue una dieta cetogénica como parte de un de tratamiento para una condición médica bajo el consejo de un médico, comer una dieta cetogénica rica en nutrientes puede mejorar su salud. Básicamente, esto le puede reducir gastos médicos futuros.

88. ¿Qué son las macros y cómo las cuento?

Es la abreviatura de macronutriente. Son los 3 grupos de nutrientes, digamos que los principales que nos dan calorías y así mismo energía, estos son: Grasas, proteínas y carbohidratos. Cada uno tiene una función específica en el cuerpo y son esenciales para la vida.

La puedes contar a través de aplicaciones para el teléfono o calculadoras diseñadas especialmente para eso.

Algunas aplicaciones son:

- MyFitnessPal

- Carb Manager

- Lifesum Health App

- MyNetDiary

Recetas

Omelette Cetogénico de Queso Cheddar

INGREDIENTES

4 huevos

Sal 1 pizca

6 oz de queso cheddar rallado

Pimienta 1 pizca

2 oz de mantequilla

INSTRUCCIONES

- Batir los huevos vigorosamente, agregar el queso cheddar, la sal, pimienta y volver a mezclar
- Calentar una sartén, agregarle la mantequilla
- Agregar toda la mezcla hecha con el huevo, sal, pimienta, queso
- Reducir el calor de la hornilla y agregar el queso cheddar restante, tapar por 1 minuto.
- Voltear el Omelette, esperar 10 segundos y servir.

Grasas 60 g

Proteínas 30 g

Carbohidratos 3 g

Milkshake de chocolate

INGREDIENTES

Mitad de una palta o aguacate

1/2 taza ó 4 oz de leche de coco

Pizca de sal marina

1 cucharada o 10 g de cacao (polvo)

2 a 3 cucharadas de eritritol

1/2 taza de hielo bien picado

Vainilla 1/2 cucharadita

INSTRUCCIONES

- En una licuadora verter todos los ingredientes y mezclarlos bien, servir de inmediato.

Grasas 31g

Proteínas 3.1 g

Carbohidratos 10,75 g

Pollo con espinacas

INGREDIENTES

2 a 3 dientes grandes de ajo bien machacados

3 cucharadas de mantequilla

1/3 taza de queso parmesano rallado

3/4 libras ó 350 g de pechugas de pollo cortada en tiras

1 pizca de sal

1/4 taza de crema de leche

2 tazas de hojas de espinaca

1 pizca de pimienta

INSTRUCCIONES

- Adobar el pollo con la pizca de sal y la pizca de pimienta
- Calentar un sartén y agregar unas 2 cucharadas de la mantequilla
- Agregar el pollo y sofreír lo en el sartén
- Cocinar alrededor de 3 minutos cada lado, sacar el pollo y reservarlo en un tazón
- Agregar el restante de la mantequilla, el ajo el queso y la crema de leche a la sartén, mezclar
- Cocinar 1 minuto más y agregar el pollo y las espinacas.
- Cocinar por 2 minutos mas
- Servir

Grasas 18.3 g

Proteínas 27.7 g

Carbohidratos 3.6 g

Pizza de Zucchini o Calabacín

INGREDIENTES

1/2 taza de queso crema

1/2 Zucchini cortado en ruedas

1/2 de taza de salsa de tomate para pizzas

Pepperoni cortado en ruedas

1/2 taza de mozzarella rallado

INSTRUCCIONES

- Ponga el horno a precalentar a 350 grados Fahrenheit.
- Engrasar una bandeja y colocar una a una las rodajas de Zucchini al lado de la otra.
- Añadir la salsa de tomate para pizza encima del Zucchini.
- Agregar el pepperoni y el queso mozzarella rallado.
- Meter a hornear por 15 minutos.
- Servir inmediatamente.

Grasas 42 g

Proteínas 12.7 g

Carbohidratos 3.6 g

Muffins de sartén

INGREDIENTES

2 huevos

3 cucharadas de harina de coco

1/2cucharadita de polvo de hornear

1 pizca de sal

INSTRUCCIONES

- En un tazón combina, el polvo de hornear, la harina de coco y la sal
- Agregue los huevos y mezcle hasta combinar bien los ingredientes
- Dejar reposar la mezcla por unos 2 minutos
- Caliente una sartén y agregue 1 cucharada de mantequilla
- Tomar tres cucharadas de esa mezcla y colocarla en la sartén y aplastar
- freír hasta que se cocinen bien por ambos lados
- servir con el topping de tu preferencia

Grasas 15 g

Proteínas 5 g

Carbohidratos 1 g

Helado de Vainilla con Fresas y Vodka

INGREDIENTES

6 fresas hechas puré

2 tazas de crema espesa batida

1/2 taza de agua mineral

2/3 taza de endulzante (Eritritol preferiblemente)

1/2 cucharadita de licor de vodka

1 cucharadita jugo de limón natural

2 cucharaditas de vainilla (extracto)

1 pizca de sal marina

INSTRUCCIONES

- En un tazón y con una batidora mezclar todos los ingredientes.
- Colocar esta mezcla en una máquina para hacer helados y seguir las instrucciones, transfiera la mezcla a un contenedor y colóquela en su congelador ó freezer hasta que este firme.
- Sirva.

Grasas 24 g

Proteínas 0 g

Carbohidratos 0 g

Galletas Keto de Chips de Chocolate

INGREDIENTES

2 huevos

1/2 taza ó 1 barra mantequilla derretida

1/2 cucharadita de polvo de hornear

2 cucharaditas extracto de vainilla

1 y 1/2 taza harina de almendra (depende de la marca)

2 cucharadas de crema de leche espesa

3/4 taza endulzante como eritritol

3/4 taza chispas de chocolate oscuro sin azúcar

1/4 cucharadita sal marina

INSTRUCCIONES

- Precalentar el horno a 350 ° Fahrenheit. En un tazón grande, batir bien la mantequilla con los huevos, la crema espesa y la vainilla. Agrega harina de almendras, sal, polvo para hornear y el edulcorante.

- Agrega a la masa las chispas de chocolate. Formar una bola con esta masa y coloque 3 bolas de masa separadas en una bandeja para horno previamente forrada con papel pergamino. Aplane con las manos humedecidas con aceite o con el fondo de cualquier objeto de vidrio (puede ser un vaso) humedecido con aceite.

- Hornee durante unos 15 a 20 minutos, hasta que las galletas tomen un tono ligeramente doradas.

Grasas 16 g

Proteínas 4 g

Carbohidratos 2 g

Porciones: 12 porciones

Pollo frito Cetogénico tipo KFC

INGREDIENTES

Aceite para freír

4 muslos de pollo sin piel deshuesados (18 onzas en total)

2 huevos (grandes)

2 cucharadas de crema de leche batida espesa

Para empanizar

2/3 taza harina de almendras

1 cucharadita de sal marina

2/3 taza de queso parmesano rallado

1/2 cucharadita pimentón molido

1/2 cucharadita de pimienta negra recién molida

1/2 cucharadita pimentón ahumado

INSTRUCCIONES

1. Corte cada muslo de pollo en 3 tiras de trozos iguales, si esta húmedo séquelos con una toalla de papel, reserve.

2. Batir y la crema espesa y los huevos en un tazón hasta que estén bien combinados y tengan un color amarillo claro, reserve en otro tazón.

3. Combine todos los demás ingredientes secos para empanizar el pollo en otro tazón hasta que estén bien unidos. Prepare una bandeja forrada con papel pergamino grande para contener el pollo empanizado.

4. Tome cada pieza de pollo y sumérjala en la mezcla liquida de huevo y crema espesa, luego sumérjala en el tazón que contiene los ingredientes secos, luego sumérjala nuevamente en la mezcla de huevos y la crema espesa.

5. Vaya reservando el pollo ya empanizado en una bandeja para luego freír.

6. En un sartén con aceite caliente sumerja cada trozo de pollo empanizado hasta que estén bien dorados y cocidos y luego escurra en una servilleta de papel. Sirva.

Grasas 26 g

Proteínas 34 g

Carbohidratos 2,5 g

Porciones: 4 porciones

Lasaña o pasticho de berenjena

Berenjena asada:

1 berenjena mediana (1 libra)

3 cucharadas de aceite de oliva

3/4 cucharadita de sal

3/4 cucharadita de pimienta negra recién molida

Salsa de carne:

1 libra de carne molida 90% magra

1 (15 onzas) lata de salsa de tomate

1 paquete (5 onzas) de hojas frescas de espinaca tierna, picadas y descartando los tallos largos (3.5 tazas aproximadamente.)

1 cucharada de aceite de oliva

2 cucharaditas orégano seco

1/4 cucharadita de sal marina

1/4 cucharadita pimienta cayena molida

Adicional:

1.5 tazas de queso mozzarella rallado (6 onzas de peso)

2 huevos grandes, batidos

- Precalentar el horno a 400 grados Fahrenheit.
- Pele las berenjenas desechando las puntas, córtelas a lo largo.
- Acomode las berenjenas en una bandeja, úntelas con el aceite de oliva, sal y pimienta
- Hornee por 7 minutos a 400 F, voltee las berenjenas y hornee por otros 7 minutos más. Déjelas enfriar mientras preparas la salsa de carne.
-
- Para hacer la carne:
- Agregue aceite de oliva a una sartén alta a fuego medio. Agregue la carne picada y mézclela al cocinar. Cocine por unos 5 minutos
- Agregue la salsa de tomate y revuelva. Hervir a temperatura media alta, luego reducir gradualmente el fuego según sea necesario, mantenga el fuego bajo. Cocine a fuego lento hasta que la salsa espese, unos 5 minutos aproximadamente, revolviendo ocasionalmente.
- Agregue el orégano, sal y la pimienta de cayena. Revuelva hasta que se mezcle bien.
- Incorpore las espinacas, cocínelas por unos minutos hasta que se ablanden y se pongan tiernas, revolviendo con de vez en cuando. Apague el fuego.

Ensamblando el pasticho o lasaña

- Prepare una bandeja para hornear de 8*8. Coloque las rodajas de berenjenas entrelazadas unas con otras en la bandeja
- Vierta la mitad de la salsa de carne sobre las berenjenas
- Encima de la salsa de carne agregue 1/2 taza de queso mozzarella.
- Coloque otra capa de berenjenas, vierta de nuevo salsa de carne y queso mozzarella encima
- Cubra con las berenjenas restantes
- Vierta los huevos batidos por encima y coloque el queso mozzarella restante también
- Hornee a 400 grados F, hasta que este cocina y burbujee por los lados unos 20 minutos aproximadamente.
- Retire del horno y deje enfriar unos 10 minutos antes de cortarlo.
- Sirva.

Grasas 33 g

Proteínas 36 g

Carbohidratos 18 g

Porciones: 4 porciones

Salmón en salsa picante de chile y limón

INGREDIENTES

Salmón:

2 filetes de salmón (5 a 7 onzas)

1/4 cucharadita de sal marina

1/4 de cucharadita de pimienta negra recién molida

Spray de aceite antiadherente opcional

Salsa de chile y limón:

2 dientes de ajo picados

1 cucharadita de chile picante finamente picado

1 cucharada de cilantro finamente picado y fresco

1/2 cucharadita comino freso molido

1 cucharada de jugo de limón natural recién exprimido

2 cucharaditas de agua caliente

1/2 cucharadita pimentón ahumado

INSTRUCCIONES

- Preparación de la salsa de chile y limón:
- En un tazón, mezcle todos los ingredientes. Deje la salsa a temperatura ambiente mientras hace la preparación del salmón

- Preparación del salmón.

- Adobe el salmón con sal marina y la pimienta negra.

- En un sartén rocíe un poco de aceite, coloque el salmón con la piel hacia abajo y cocine unos minutos por cada lado hasta que este cocido.

- Sirva el salmón en un plato, y de inmediato coloque la salsa previamente preparada por encima. Disfrute.

Grasas 18 g

Proteínas 28 g

Carbohidratos 3 g

Porciones: 2 porciones

Smoothie de arándanos cetogénico

INGREDIENTES

1 cucharadita de aceite de coco o aceite MCT

30 g de proteína en polvo (opcional)

1 taza de leche de almendras o de coco

1 cucharadita de extracto puro de vainilla

1/4 taza de arándanos

INSTRUCCIONES

- En una licuadora coloque todos los ingredientes y mezcle bien. Disfrute

Grasas 10 g

Proteínas 23 g

Carbohidratos 7 g

Porciones: 1 porción

Leche condensada Cetogénica

INGREDIENTES

2 y 1/2 tazas de crema espesa

1/4 taza de mantequilla

3/4 taza de eritritol

1/2 cucharadita de extracto puro de vainilla (opcional)

INSTRUCCIONES

- Colocar en una olla pequeña todos los ingredientes.
- Calienta la mezcla a fuego medio. Revuelva regularmente hasta que comience a hervir. Una vez que comience a hervir la mezcla, reduzca el fuego a un nivel muy bajo. Deje que la leche condensada se cocine durante unos 45 minutos.
- Retire del fuego y déjela enfriar por completo. Después de enfriar, transfiera a un frasco o recipiente de vidrio y refrigere.

    Duración: 4 semanas en la nevera (tapada) y 6 meses si se congela (cerrado herméticamente).

Grasas 27 g

Proteínas 1 g

Carbohidratos 2 g

Porción: 1 y 1/4 de taza

Salsa de tomate Kétchup

INGREDIENTES

6 oz de pasta de tomate

1 taza de agua

1 cucharadita de cebolla en polvo

1/4 taza de eritritol

2 cucharadas de vinagre de sidra de manzana

1/2 cucharadita de ajo en polvo

2 cucharadas de vinagre blanco

1 cucharadita de sal

INSTRUCCIONES

- En una olla pequeña, agregue todos los ingredientes y mézclelos hasta que se combinen bien.
- Calienta la sartén y agregue esta salsa. Cuando comience a hervir, reduzca el fuego al más mínimo y siga revolviendo durante 5 minutos. Pruebe la salsa, y agregue más edulcorante o más sal si prefiere.
- Retirar la olla del fuego y dejar que se enfríe por completo. Se mantendrá por 1 mes en la nevera.

Grasas 1 g

Proteínas 1 g

Carbohidratos 1 g

Porción: 15 porciones

CONCLUSIÓN

¡Gracias nuevamente por descargar mi libro!

Si lo has disfrutado, por favor deja tu opinión en Amazon. Estaré muy agradecida. Agradezco tu sugerencia de cuales libros sobre lamentación Cetogénica quisieras que escribiera. Muchas gracias por el tiempo dedicado a este libro.

Otros Libros de la Autora

- **Guía Completa del Pan Keto**, 65 recetas para preparar con éxito Pan Cetogénico, para perder peso, quemar grasa, y transformar tu cuerpo. En formato Kindle y en Formato Tapa Blanda.

Quien es Kaitlinn Oliver

Kaitlinn vive en Los Ángeles California, es la tercera de 5 hermanos. Tiene 2 niños de 12 y 8 años (hembra y varón respectivamente).

Estudio Nutrición luego que de adolescente le diagnosticaran intolerancia al gluten y sobrepeso.

Se ha dedicado al estudio de todas las dietas y formas de nutrir al cuerpo y la mente de manera sana y económica.

Actualmente gracias a la dieta Cetogénica y a la alimentación saludable bajó de peso y ya no sufre de alergias alimenticias.

Está comenzando a escribir libros sobre Recetas Cetogénicas para inspirar a otros a bajar de peso y tener más salud.